BEI GRIN MACHT SICH IHR
WISSEN BEZAHLT

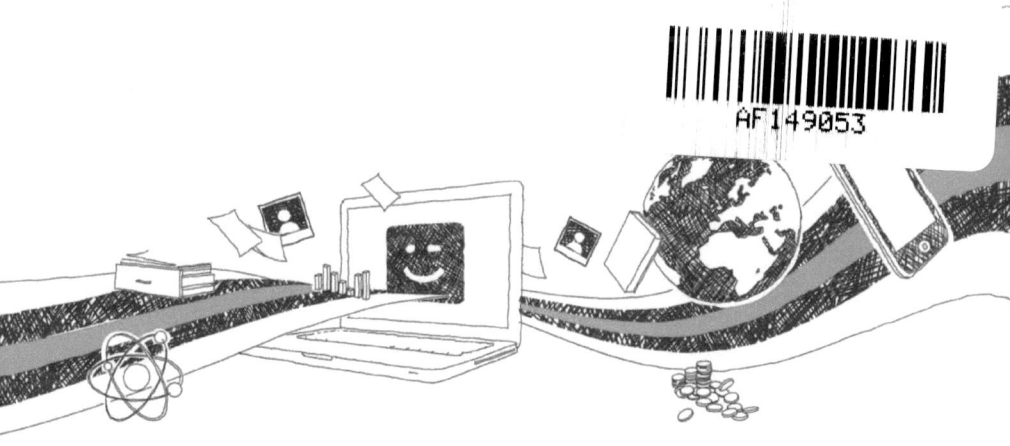

- Wir veröffentlichen Ihre Hausarbeit,
  Bachelor- und Masterarbeit

- Ihr eigenes eBook und Buch -
  weltweit in allen wichtigen Shops

- Verdienen Sie an jedem Verkauf

Jetzt bei www.GRIN.com hochladen
und kostenlos publizieren

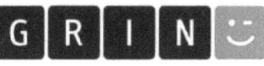

Bibliografische Information der Deutschen Nationalbibliothek:

Die Deutsche Bibliothek verzeichnet diese Publikation in der Deutschen National-
bibliografie; detaillierte bibliografische Daten sind im Internet über http://dnb.d-
nb.de/ abrufbar.

Impressum:

Copyright © 2003 GRIN Verlag, Open Publishing GmbH
Druck und Bindung: Books on Demand GmbH, Norderstedt Germany
ISBN: 9783640607396

Dieses Buch bei GRIN:

http://www.grin.com/de/e-book/149810/das-gesundheitskonzept-von-a-antonovsky-
zur-bedeutung-der-salutogenese

Marion Blum

Das Gesundheitskonzept von A. Antonovsky - Zur Bedeutung der Salutogenese für die Gesundheitswissenschaft

GRIN Verlag

GRIN - Your knowledge has value

Der GRIN Verlag publiziert seit 1998 wissenschaftliche Arbeiten von Studenten, Hochschullehrern und anderen Akademikern als eBook und gedrucktes Buch. Die Verlagswebsite www.grin.com ist die ideale Plattform zur Veröffentlichung von Hausarbeiten, Abschlussarbeiten, wissenschaftlichen Aufsätzen, Dissertationen und Fachbüchern.

Besuchen Sie uns im Internet:

http://www.grin.com/

http://www.facebook.com/grincom

http://www.twitter.com/grin_com

Inhaltsverzeichnis

Abkürzungsverzeichnis

Abb.	Abbildung
BzgA	Bundeszentrale fiir gesundheitliche Aufklärung
bzw.	beziehungsweise
d. h.	das heißt
Dr.	Doktor
Hrsg.	Herausgeber
http.	hyper text transfer protocol
insb.	insbesondere
Prof.	Professor
S.	Seite
SOC	sense of coherence
Sog.	sogenannten
u. a.	unter anderem
Vgl.	Vergleiche
www.	world wide web
z. B.	zum Beispiel

Einleitung

Der Gesundheitsbereich wurde in der Vergangenheit lange Jahre von der Humanmedizin, der Pathogenese1 dominiert und abgeleitet. Die Vorläufer der Gesundheitswissenschaft in Deutschland reichen bis ins 18. Jahrhundert zurück, wo wissenschaftliche Publikationen während der medizinischen Aufklärung über die medizinische Notwendigkeit und Möglichkeit der Förderung und Erhaltung von Gesundheit erschienen sind. Im 19. Jahrhundert wurde der Zusammenhang von Gesellschaft, Kultur und Wirtschaftsbedingungen mit der Gesundheit der Bevölkerung und Rolle der aktiven öffentlichen Gesundheitspflege zur Vermeidung von Krankheiten in den Mittelpunkt gestellt.

Die Humanmedizin beschäftigt sich mit der Entstehung und Heilung von Krankheiten. Sie geht der Frage nach, wie sich die Gesundheit des Menschen erhalten lässt, in dem Krankheiten einfach vermieden werden.

Ziel der Gesundheitswissenschaft war und ist es, den Blick auf die somatischen, psychischen, sozialen und ökologischen Bedingungen der Gesunderhaltung sowie Vermeidung von Krankheiten zu richten (vgl. Thieme 2000, S. 79).

Die Salutogenese wird im Hauptteil in den wichtigen theoretischen Anteilen dargelegt:

-     Das Gesundheits - Krankheits – Kontinuum
-     Gesundheit als Resultat aus Ressourcen und Risiken
-     Beschreibung der Risiken
-     Beschreibung der Ressourcen (insb. Kohärenzgefuhl)
-     Auswirkung auf das Gesundheitswesen

Diese Arbeit endet mit einer Zusammenfassung und einer Schlussfolgerung, wie das Salutogenesemodells in das bestehende Gesundheitssystem integriert werden könnte.

Grundlage dieser Hausarbeit bildet eine Literaturrecherche in gängiger Literatur, im Internet mit Stichwort suche in Datenbanken wie Salutogenese, Aaron Antonovsky und Kohärenzgefuhl. Ferner wurden Beiträge und Aufsätze aus Pflegezeitschriften, Studienbriefe und Lehrbüchern recherchiert und verarbeitet.

---

1 (Gesamtheit an der Entstehung und Entwicklung einer Krankheit beteiligten Faktoren)

1. Bedeutung des Salutogenesekonzeptes für die Gesundheitswissenschaft

In verschiedener Hinsicht wird eine Bedeutung des Salutogenesekonzeptes für die Gesundheitswissenschaft gesehen:

Die interdisziplinäre gesundheitswissenschaftliche Forschung zu Ressourcen und Schutzfaktoren (Protektivfaktoren) wird durch dieses Konzept stimuliert. Es erweitert den Blick auf die bisher zu wenig beachtete Zusammenhänge und Wechselwirkungen zwischen den gesundheitlichen Risiken und Schutzfaktoren sowie den schützenden Bedingungen.

Dieses Salutogenesemodell zeigt auf, wie wichtig die Rahmentheorie einer Gesundheit und Gesunderhaltung ist, auch wenn sie bisher nach heutigen Möglichkeiten noch nicht empirische überprüft werden konnte (vgl. Waller 2001, S.2S, BzgA 2001, S.93). Um dies im Salutogenesemodell näher verdeutlichen zu können, wird zunächst die Gesundheitswissenschaft definiert.

1.1 Definition von Gesundheitswissenschaften

Es muss zwischen den Begriffen "Gesundheitswissenschaften" im Vielfachen und "Gesundheitswissenschaft" im Einzelnen unterschieden werden. Unter dem Begriff der Gesundheitswissenschaften werden verschiedene Wissenschaften zusammengefasst, die sich aus verschiedenen Blickrichtungen mit dem Thema Gesundheit wie Gesundheitsökonomie, -psychologie und -soziologie sowie der Sozial- und Umweltmedizin auseinandersetzen. Die Gesundheitswissenschaft im Einzelnen versucht Elemente und Sichtweisen der verschiedenen Fachdisziplinen in sich zu integrieren, um zu einem ganzheitlichen Gesundheitsverständnis zu gelangen und einen eigenständigen Wissenschaftsbereich zu gestalten. Gesundheitswissenschaften bestehen aus verschiedenen Einzeldisziplinen, die auf einen gemeinsamen Gegenstandsbereich wie Analyse von Gesundheits- und Krankheitsprozessen sowie die Ableitung von bedarfsgerechten Versorgungsstrukturen und deren Evaluation gerichtet sind (vgl. Hurrelmann 1998, S. 5).

2.   Salutogenetische Modell der Gesundheit von A. Antonovsky

Der Begriff der "Salutogenese" wird als neues Denken und Herangehensweise in der Gesundheitswissenschaft, insbesondere der Medizin, die sich in Abgrenzung vom traditionellen Pathogenesedenken um ein Verständnis und eine Förderung gesundheitlicher Schutzfaktoren bemüht, bezeichnet. Antonovsky setzt in seinem salutogenetischen Modell verschiedene Konstrukte mit der Entstehung bzw. Erhalt von Gesundheit in Zusammenhang. Dieser beschreibt die Kräfte, die jedem Individuum helfen, die eigene Gesundheit zu entwickeln oder zu erhalten (vgl. Urban & Fischer 2001, S. 7). Er ging dem Phänomen nach, das Menschen, trotz einer Konfrontation mit einer Vielzahl von Gesundheitsrisiken, gesund blieben und nicht erkrankten (vgl. Waller 2001, S. 21). Gesundheit und Krankheit sind demnach keine dichotomen Größen, sondern auf einem Gesundheits- Krankheits-Kontinuum angeordnet. Die Gesundheit wird als Ergebnis von Homöostase erhaltenden Mechanismen des Individuums und der Umwelt angesehen. Im Salutogenesemodell werden die Wechselbeziehungen von Schutz- und Risikofaktoren berücksichtigt. Maßnahmen zur Erhaltung oder Wiederherstellung der Gesundheit können sowohl an der Verringerung von Risikofaktoren als auch am Aufbau von Schutzfaktoren ansetzen.

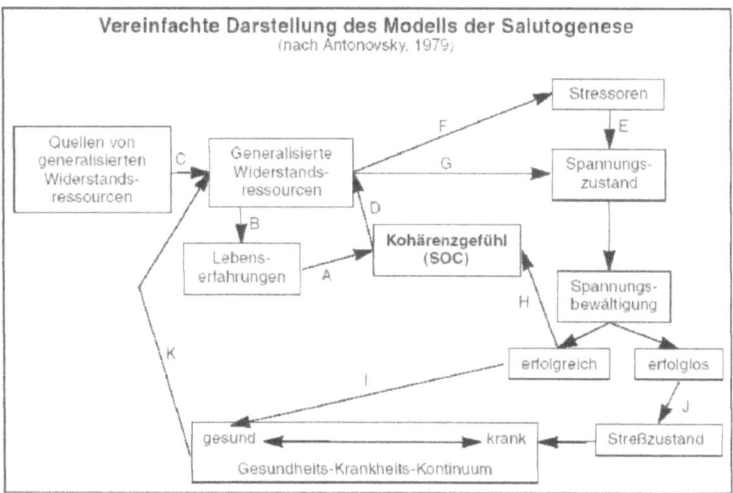

(Abb. 1, BzgA 2001, S. 36)

5

In einer vereinfachten Darstellung *(siehe Abb.* 1) des Salutogenesemodells wird aufgezeigt, das die Lebenserfahrung das Kohärenzgefuhl formt. Ein ausgeprägtes Kohärenzgefuhl setzt die Lebenserfahrung des einzelnen voraus und sollte möglichst konsistent sein. Dies erlaubt eine wirksame Einflussnahme jedes einzelnen, die ihn dazu weder über- noch unterfordern sollte. Die erforderliche Lebenserfahrung wird durch das Vorhanden sein von generalisierten Widerstandsressourcen ermöglicht. Von den soziokulturellen und historischen Kontexten und den darin hervor scheinenden Erziehungsmustern und sozialen Rollen hängt eine Entstehung bzw. Vorhandensein der Widerstandsressourcen ab. Zufällige, unerwartete und große Ereignisse sowie persönliche Einstellungen haben einen zusätzlichen Einfluss auf die Widerstandsressourcen. Von der Stärke des Kohärenzgefühls hängt es ab, ob die einmal entstandenen Widerstandsressourcen wieder mobilisiert werden können. Mit nicht automatisch beantwortbaren Reizen konfrontieren Stressoren den Organismus und können Spannungszustände auslösen. Gelingt jedoch eine Spannungsreduktion, hat dies eine stärkende Wirkung auf das Kohärenzgefühl.

Auf Grund dieser erfolgreich ausgeführten Spannungsreduktion bleibt der Gesundheitszustand bzw. eine Lokalisation auf dem Gesundheits- Krankheits- Kontinuum erhalten. Die daraus wieder entstandene günstige Position auf dem Gesundheits- Krankheits- Kontinuum erleichtert anschließend den Erwerb neuer Widerstandsressourcen. Dagegen fuhrt eine erfolglose Spannungsreduktion bzw. -management zu einem Stresszustand der in Wechselwirkung mit vorhandenen pathogenen Einflüssen und Vulnerabilitäten steht, der sich negativ auf die Position auf dem Gesundheits- Krankheits- Kontinuum auswirkt (vgl. BzgA 2001, S. 36/37).

2.1 Das Gesundheits- Krankheits- Kontinuum

Antonovsky kritisiert die dichotome Trennung in Gesund und Krank, mit der die wissenschaftliche Humanmedizin und deren Versorgungssystem arbeiten (vgl. BzgA. 2001, S. 32). Er verwendet den Begriff "Gesundheit" als Bezeichnung für körperliches Wohlbefinden und den Begriff "Krankheit" als körperliches Missempfinden.

Da es Menschen nicht möglich ist, eine völlige Gesundheit oder Krankheit zu erreichen, trägt jeder gesunde Mensch kranke und jeder kranke Mensch gesunde Anteile in sich. Für Antonovsky stellt sich nicht die Frage, ob Personen gesund oder krank sind, sondern wie weit entfernt sie von Gesundheit und Krankheit sind. Im Mittelpunkt des Modells steht die Gesundheit. Antonovsky geht davon aus, dass es weitere Befindens-Dimensionen gibt, die ebenfalls Kontinuen sind und mit der Gesund - Krank - Dimension korrelieren. Wo auf diesem Kontinuum sich ein Mensch ansiedelt, stellt sich als Ergebnis eines interaktiven Prozesses zwischen schützenden (Widerstandsressourcen) und belastenden Faktoren (Stressoren) im Kontext der Lebenserfahrung einer Person heraus. Zu den belastenden Faktoren werden potentielle psychosoziale, physische und biochemische Stressoren gezählt. Zu den Widerstandsressourcen werden umfassend körperliche, psychische, materielle, soziale, kulturelle und makro- strukturelle Faktoren gerechnet (vgl. Waller 2001, S.22). Die verschiedenen Stressoren erzeugen einen Spannungszustand, je nachdem, ob das Individuum diesen Spannungszustand erfolgreich bewältigen kann, bewegt es sich auf dem Kontinuum in Richtung Gesundheit oder Krankheit. Antonovsky stellt in seinem Modell den Aspekt der körperlichen Gesundheit in den Mittelpunkt.

2.2 Gesundheit als Resultat aus Ressourcen und Risiken

Wichtigste Tatsache eines Gesundheits-Krankheits-Kontinuums ist es, nicht nur Risikofaktoren und Stressoren zu untersuchen, sondern auch die heilsamen Faktoren, die zu einer aktiven Bewegung in Richtung gesundes Ende des Kontinuums beitragen. Es stellt sich die Frage, warum sollte es nur Sinn machen krankmachende Faktoren zu vermeiden, wenn man eine Verbesserung auf dem Gesundheits- Krankheits- Kontinuum genauso erreichen kann, wenn man sich um eine Stärkung der gesunden Anteile jedes Einzelnen bemüht (vgl. http://www.fachklinik-furth.de /vieh-haus.htm 25.01.2003). Zielmerkmale einer Gesundheitsförderung sind die Gesundheit, das Wohlbefinden und die Lebensqualität. Dabei geht es in erster Linie um die Stärkung von Potenzialen und Ressourcen für mehr Gesundheit. Dabei werden auch die Verringerung von Belastungen und Risiken, (Zielmerkmale der pathogenetischen Perspektive) angesprochen (vgl. Trojan/ Legewie 1999, S.54).

7

Solche Ressourcen sind den Menschen verfügbar (oder sie fehlen) als personale Ressourcen, Kompetenzen, Kohärenzsinn etc. beim Individuum oder als Lebens- und Umweltbedingungen in der Außenwelt. Die Ziele der Gesundheitsförderung sind, dass sich durch die Erhaltung und Stärkung persönlicher, sozialer und institutioneller Ressourcen und gesundheitspotentiale entfalten und weiterentwickeln können (vgl. Trojan/- Legewie 1999. S.4).

Unter Gesundheitsressourcen (salutogenetischen Faktoren) verstehen sich Einflussfaktoren, die eine Bewegung in Richtung auf mehr Gesundheit auf diesem Kontinuum bewirken. Die Wirksamkeit von Gesundheitsressourcen wird als unabhängig von Risikofaktoren und Krankheitsdiagnosen angenommen. D. h. Gesundheitsressourcen kommen gesunden und erkrankten Personen gleichermaßen zugute. Gesundheit ist ein Balanceproblem. Ein Mensch fühlt sich umso gesünder, je besser es gelingt, die ständig mit unterschiedlicher Intensität und Zahl auf den Menschen einwirkenden Stressoren auszugleichen (vgl. Karazman R. 1995, S. 90 und Brodtmann D. 1999, S. 1-2).

A. Antonovsky beschreibt die generalisierten Widerstandsressourcen (Gesundheitsressourcen) wie folgt:

Individuelle Faktoren

- körperliche Faktoren (Intelligenz und Bewältigungsstrategien)

Kulturelle Faktoren

- soziale Unterstützung
- finanzielle Möglichkeiten
- kulturelle Stabilität

Der Besitz der genannten Widerstandsressourcen alleine reicht jedoch nicht aus um gesund zu bleiben. Entscheidend ist, ob der Mensch auch bereit ist, diese für das Ausbalancieren von gesundheitsbedrohenden Belastungen zu mobilisieren. Dies ist davon abhängig wie stark der "Kohärenz sinn" eines Menschen ausgeprägt ist, welcher die Grundlage von Lebenskraft, Lebenswille und Lebensmut ist. Es geht um die Breite und Standfestigkeit des Menschen, der die Belastungen auszubalancieren versucht (vgl. Brodtmann, D. 1999, S.1-2).

Unter Risikofaktoren werden alle Einflussfaktoren auf die menschliche Gesundheit verstanden, deren Vorhandensein zu einem erhöhten Erkrankungsrisiko führt. Unter Stressoren verstehen sich Herausforderungen, für die es keine unmittelbar oder automatisch verfügbaren adaptiven Reaktionen gibt. Sie haben eine emotio-

nale und instrumentale Seite, erzeugen Spannungen, wie z.B. ein unerfülltes Be-
dürfnis, für dessen Befriedigung man etwas tun muss, um sein Ziel zu erreichen.
Sie können positiv wie negativ, chronisch, akut und intensiv (wichtige Lebenser-
eignisse) oder nur von geringer Bedeutung sein (vgl. www.ratten-seite.de/aaron
antonovsky.html, 25.01.2003).

2.2.1 Die Ressourcen

Antonovsky unterscheidet individuelle, soziale und kulturelle Ressourcen.

Die *individuellen persönlichen Ressourcen* beinhalten:

- das eigene Wissen und die Intelligenz
- die Ich - Identität
- die Rationalität, Flexibilität und Weitsichtigkeit mein Probleme zu lösen
- die präventive Gesundheitsvorsorge
- Bewegung und Ernährung
- Die Sinnhaftigkeit des eigenen Lebens und Tuns
- Bereitschaft sich zu engagieren
- die eigene Kontrolle über sich zu behalten
- eine optimistische Grundhaltung einzunehmen
- Veränderungen als Herausforderungen zu sehen
- sich eigene Ziele setzen
- offen sein für Neues
- Vertrauen zu anderen Menschen aufzubauen, zu erhalten und zu pflegen.

Die *sozialen Ressourcen* beinhalten:

- den materiellen Wohlstand (geregeltes Einkommen)
- die sozialen Unterstützungssysteme
- intakte Sozialstrukturen (Familie, Freunde, Kollegen)
- eine funktionierende Gesellschaft (vgl. Brodtmann, D. 1999 S.2-4).

Die *Widerstandsressourcen* haben verschiedene Funktionen: Sie formen das Kohärenzgefühl und ermöglichen dadurch eine bedeutsame und kohärente Lebenserfahrung. Sie wirken als Potential, das aktiviert werden kann, wenn es für die Bewältigung eines Spannungszustandes erforderlich ist. Das Kohärenzgefühl ent-
scheidet darüber, wie gut eine Person ihre vorhandenen Ressourcen zum Erhalt
der Gesundheit und des Wohlbefindens zu nutzen weiß. Je stärker der Kohärenz-

9

sinn jedes einzelnen Menschen ausgeprägt ist, desto höher ist die Wahrscheinlichkeit, Stressoren erfolgreich und mit positiven Auswirkungen auf die Gesundheit zu bewältigen (vgl. Antonovskys, Übersetzung durch Franke, 1997, S. 150).

2.2.2 Die Risiken

Psychische und körperliche Stressfaktoren stellen bedeutsame Risikofaktoren für viele der heute sozialmedizinisch besonders relevanten immunologischen, kardiovaskulären, und psychosomatischen Erkrankungen dar.

Risikofaktoren wie außerpersonale Stressoren sind:

- die Sinnlosigkeit des eigenen Lebens und Tuns
- die soziale Ausgrenzung aus der Gesellschaft
- Überforderung im Beruf, der täglichen Arbeit allgemein
- die Bewältigung des alltäglichen Lebens
- die autoritäre Einengung von Vorgesetzten oder bekannten und verwandten Personen
- monotone Anforderung immer stetig dasselbe zu verrichten
- Erfahrung von Misstrauen

Es erkrankt bei weitem nicht jeder Mensch im Leben, der in seinem Alltag starken physischen oder psychischen Belastungen ausgesetzt ist oder durch einschneidende Lebensveränderungen belastet wird. Aaron Antonovsky hat die Perspektive bzw. Sichtweise der pathogenetisch orientierten Stressforschung grundlegend erweitert.

Das Augenmerk lenkt er auf diejenigen gesundheitsfördernden Faktoren, die dazu beitragen, dass die Menschen trotz bestehender gravierender Belastungen ihre körperliche und psychische Gesundheit erhalten und Belastungen nicht nur nicht schädigend, sondern sogar gesundheitsförderlich wirken (vgl. http://www.gesundheit.steiermark.at/vorsorge/gf 1.htm, 01.02.2003).

2.3   Kohärenzgefühl (SOC)

Der zentrale Begriff des salutogenetischen Ansatzes ist das Kohärenzgefühl oder der Kohärenzsinn (sense of coherence). Es stellt sich die Frage, was überhaupt Kohärenz bedeutet. Der lateinische Ursprung dieses Wortes bedeutet: *cohaereo* mit etwaigen Zusammenhängen, in sich zusammenhaltend, bestehen. Das heißt, es besteht eine logische Verbundenheit, innere Ordnung oder Harmonie zwischen den Teilen eines Systems (vgl. http://www.hauss.de/~upload/pages/Neue Seite 352212 12.asp, 17.01.02). Das SOC ist eine globale Orientierung die ausdrückt, in welchem Ausmaß man ein durchdringendes, andauerndes und dennoch dynamisches Gefühl des Vertrauens, der sogenannten Zuversicht hat. Das Kohärenzgefuhl drückt sich in folgenden Aspekten aus:

- Das die Anreize, die sich im Verlauf des Lebens aus der inneren und äußeren Umgebung strukturiert, voraussehbar und erklärbar sind (Verstehbarkeit).
- Das die Ressourcen zur Verfugung stehen, um den gestellten Anforderungen, die diese Anreize stellen, zu begegnen und gerecht zu werden. (Handhabbarkeit) .
- Das diese Anforderungen Herausforderungen sind, die Anstrengung und ein inneres und äußeres Engagement lohnen (Bedeutsamkeit) (vgl. Waller 2001, S. 22).

2.3.1 Die Verstehbarkeit

Sie beschreibt das Ausmaß in welchem die interne und externe Stimuli mit denen man alltäglich konfrontiert wird, als kognitiv klare, geordnete Informationen sinnvoll wahrnimmt und sie verstanden werden. Personen mit einem hohen Ausmaß an Verstehbarkeit gehen davon aus, das die Reize, denen sie in Zukunft begegnen, voraussagbar bzw. dass diese eingeordnet und erklärt werden können. Diese Personen können sich z.B. ein Versagen selbst erklären.
Ein typisches Merkmal hierfür ist u. a.: Die Annahme einer hohen Wahrscheinlichkeit, dass sich Dinge so gut entwickeln werden, wie sie erwartet werden können. Dies ist eine solide Fähigkeit, die Realität beurteilen zu können. Negatives Merkmal:
Ein ewiger Pechvogel, dem stets unglücksselige Dinge zustoßen, und diese sich in seinem Leben immer und immer wieder wiederholen (vgl. Antonovsky 1997, S.34).

2.3.2 Die Handhabbarkeit

Sie erklärt das Ausmaß in dem man die Anforderungen, die auf einen zukommen, mit den verfügbaren Ressourcen als bewältigbar wahrnimmt. Man erkennt, dass Ressourcen zur Verfugung stehen, mit deren Hilfe man Probleme bewältigen kann. Ressourcen können aus einem selbst oder von Anderen kommen. Zur Verfügung stehen Ressourcen, die man selbst unter Kontrolle hat oder solche, die von anderen kontrolliert werden. Die Person, die ein hohes Ausmaß an Handhabbarkeit erlebt, wird sich nicht durch Ereignisse in die Opferrolle gedrängt oder vom Leben ungerecht behandelt fühlen (vgl. www.rattenseite.de/aaron antonovsky .htrnl, 25.01.2003).

2.3.3 Die Bedeutsamkeit / Sinnhaftigkeit

Die Bedeutsamkeit/Sinnhaftigkeit stellt das motivationale Moment dar. Es bezieht sich auf das jeweilige Ausmaß, in dem das Leben emotional einen Sinn macht (vgl. Waller 2001, S.22). Als Beispiel gilt, dass die im Leben gestellten Probleme und Anforderungen es wert sind, dass man viel Energie in sie investiert, man sich einsetzt und sich ihnen verpflichtet fühlt, dass sie eher willkommene Herausforderungen sind als Lasten, die man gerne los wäre. Dies soll jedoch nicht bedeuten, dass jemand mit einer hohen Sinnhaftigkeit glücklich ist, über den Tod eines ihm Nahestehenden, die Notwendigkeit sich einer schweren Operation unterziehen zu müssen oder darüber seinen Arbeitsplatz zu verlieren. Wenn solchen Personen diese unglücklichen Erfahrungen auferlegt werden, nehmen sie die Herausforderung bereitwillig an. Der Situation wird eine Bedeutung/ Sinnhaftigkeit beigemessen, mit deren Hilfe die betroffene Person sich selber motiviert ihr Möglichstes zu tun, um sie mit Würde zu überwinden.

Spezielle Merkmale sind:

- Als Teilnehmer in die Prozesse, die das eigene Schicksal und die alltägliche Erfahrung bilden, involviert zu sein.
- Lebensbereiche, die wichtig sind, am Herzen liegen, Sinn machen.
- Sich emotional investieren, sich engagieren.

Ein stark ausgeprägtes Kohärenzgefühl kann dazu führen, das Menschen flexibel auf verschiedene Anforderungen reagieren können. Dazu werden bestimmte Ressourcen aktiviert. Zum Beispiel wird ein Mensch mit einem niedrigen SOC auf verschiedene Anforderungen eher rigide und starr reagieren, da er weniger Ressourcen zur Bewältigung der Anforderungen besitzt (vgl. BzgA 2001, S.30). Antonovsky nimmt an, das sich das Kohärenzgefühl/-sinn im Laufe der Kindheit und Jugendalters entwickelt und sich bis zum 30. Lebensjahr gefestigt haben soll. Die Formung des SOC erfolgt dadurch, dass äußere Veränderungen die innere

Einstellung verändern und beeinflussen. Das vertraute Regeln bereits vorhandene Überzeugungen bestätigen. Ob sich ein starkes oder schwaches SOC herausbildet, hängt von den gesellschaftlichen Gegebenheiten ab, von den sog. Widerstandsressourcen. Zur Entwicklung eines starken SOC ist es wichtig, ein ausgewogenes Verhältnis von Konsistenz und Überraschung, von frustrierenden und lohnenden Ereignissen zu haben. Eine deutliche Veränderung des Kohärenzgefühls im Erwachsenenalter ist laut Antonovsky nur dann möglich, wenn massive, radikale Veränderungen von sozialen, kulturellen, strukturellen Einflüssen und Lebensbedingungen, welche die bisherigen Handlungsmöglichkeiten und Ressourcen massiv verändern, statt finden. Die Lebenserfahrung des Menschen formt und prägt das Kohärenzgefuhl, setzt jedoch ein ausgeprägtes Kohärenzgefuhl ein möglichst konsistente Lebenserfahrung voraus. Erst im frühen Erwachsenenalter soll es zu einem gefestigten Kohärenzsinn kommen (vgl. Waller 2001, S. 22).

3. Einfluss und Wirkung des Kohärenzgefühls auf die Gesundheit

Antonovsky stimmt mit der Auffassung der Stressforschung überein, dass ein zu großes Maß an anhaltendem oder wiederholtem Erleben von Stress zusammen mit körperlichen Schwächen eine Gefährdung des Gesundheitszustandes mit sich bringt. Ihm kommt es vor allem darauf an zu verhindern, dass Spannung sich in eine Belastung verwandelt. Unterschiedliche Wirkungsweisen des Kohärenzgefühls können wie folgt Einfluss auf den Gesundheitsstatus jedes Einzelnen nehmen

3.1 Das Gehirn als Gesundheitsversorgungssystem

Das Kohärenzgefuhl kann die verschiedenen Systeme des menschlichen Organismus (z.B. Zentralnervensystem, Immunsystem, Hormonsystem) direkt beeinflussen.

Es wirkt bei den gedanklichen Prozessen mit, die darüber entscheiden, ob Situationen als gefährlich oder ungefährlich, als willkommen oder unwillkommen bewertet werden. Damit beeinflusst die Ausprägung des SOC nicht nur die Bewältigung von Spannungszuständen, sondern wirkt direkt als Filter bei der Verarbeitung von Informationen.

3.2 Persönliche Einstellung und Aktivitätsniveau jedes Einzelnen

Das Kohärenzgefuhl mobilisiert die vorhandenen Ressourcen. Der erfolgreiche Einsatz dieser Ressourcen führt zu einer Spannungsreduktion und wirkt damit indirekt auf die physiologischen Systeme der Stressverarbeitung. Die kurzfristigen physiologischen Stressaktionen (Anspannung) sieht Antonovsky dabei nicht als gesundheitsschädigend, sofern sie durch anschließende Erholungsphasen ausgeglichen werden. Eine Gesundheitsschädigung kann erst dann entstehen, wenn die selbstregulativen Prozesse des Systems gestört sind.

3.3 Die Auswahl gesundheitsfördernden Verhaltens

Menschen mit einem ausgeprägten Kohärenzgefühls sind eher in der Lage, sich gezielt für gesundheitsförderliche Verhaltensweisen zu entscheiden (z. B. gesunde Ernährung, rechtzeitig einen Arzt aufsuchen, an Vorsorgeuntersuchungen teilnehmen) und gesundheitsgefährdende Verhaltensweisen zu vermeiden. Damit hat der SOC über Auswirkungen des Gesundheitsverhaltens indirekt Einfluss auf den Gesundheitszustand (vgl. Grimshaw M. 2001).

4. Kritiken und Schwächen des Salutogenesemodells

Durch die unterschiedlichen Ebenen des Salutgenesemodells wird klar, dass von ihm immer nur Teilaspekte untersucht werden können. Viele Fragen der Operationalität von den bisher erhobenen Annahmen konnten bis jetzt noch nicht zufriedenstellend gelöst werden. Es fehlt des Weiteren an Erklärungsmöglichkeiten wie der Informationstransfer zwischen beteiligten Ebenen und den Teilsystemen stattfindet.

Die Theorie gibt keinen ausreichenden Erklärungen ab, wie soziostrukturelle Faktoren die Ausprägung des Kohärenzgefühls beeinflussen. Ebenso werden keine genetischen Faktoren einbezogen. Antonovsky nimmt an, dass es keine direkte Verbindung zwischen den zentralen Größen Kohärenzgefuhl und der Position auf dem Gesundheits- Krankheits- Kontinuum gibt. Ein Schwachpunkt des Salutgenesemodells ist die Einengung speziell auf das körperliche Befinden. Dazu lehnt Antonovsky es ab den Aspekt des Zusammenhangs von Kohärenzgefuhl, körperlichem Befinden und dem seelischen Wohlbefinden in sein Modell zu integrieren. Des Weiteren werden ausschließlich nur negative Indikatoren für einen positiven Gesundheitszustand verwendet, wie das Fehlen von Schmerzen oder funktionellen Beeinträchtigungen und das es eine ungenügende theoretische Analyse der Beziehungen zwischen körperlicher und seelischer Gesundheit gibt. Dem Modell wird zudem vorgeworfen nur skizzenhafte Ausarbeitung der Bindeglieder und Mechanismen zischen Kohärenzsinn und Gesundheit - Krankheit zu vermitteln, sowie dass das Modell bisher nur begrenzt empirisch überprüfbar ist (vgl. Paulus, P. 1992a, S. 97). Auch eine Konzentration bzw. eine zu starke Betonung kognitiver und subjektiver Aspekte/ Dimensionen (Kohärenzgefuhl) als entscheidende Größe ist zu kritisieren, sowie der geringe Stellenwert von psychischer Gesundheit. Bei Antonovskys Modell zeigt sich auch eine zu geringe Analyse der Wechselwirkung zwischen körperlicher und psychischer Gesundheit (vgl. Waller 2001, S. 25).

Des Weiteren wird von Antonovsky nicht beschrieben wodurch sich ein Spannungszustand von einem Stresszustand unterscheidet und warum die Prozesse, die Stresszustände pathogen erscheinen unklar bleiben. Auch affektive Komponenten werden in Antonovskys Modell zu wenig berücksichtigt. Mit der SOC – Skala von Antonovsky lässt sich die Ausprägung der drei Dimensionen Verstehbarkeit, Handhabbarkeit und Sinnhaftigkeit nicht abbilden (vgl. BZgA 2001, S.90 - 92).

Neben einer mangelnden empirischen Replizierbarkeit der von Antonovsky dargestellten Substruktur des Kohärenzgefühls trifft ein weiterer Kritikpunkt die Tatsache, dass sich zwischen der SOC -Scala und Skalen zur Messung von Ängstlichkeit, Depressivität, oder Neurotizismus sehr hohe (negative) Korrelationen finden lassen. Es erweist sich als eine klare Abgrenzung des Kohärenzgefühls von anderen inhaltlich verwandten Konstrukten, wie:

- Kontrollüberzeugung
- Selbstwirksamkeitserwartung
- Optimismus
- Hardiness
- Resilienz

als sehr schwierig (vgl. http://www.unileipzig.de/-gespsych/material/ soc lexi kon.pdf Jörg Schuhmacher 30.01.2003, S. 3).

5. Zusammenfassung

Die Gesundheitswissenschaft versucht Elemente und Sichtweisen der verschiedenen Fachdisziplinen in sich zu integrieren, um zu einem ganzheitlichen Gesundheitsverständnis zu gelangen und einen eigenständigen Wissenschaftsbereich zu gestalten. Antonovsky setzt im Salutogenesemodell verschiedene Konstrukte mit Entstehung/Erhalt von Gesundheit in Zusammenhang. Im Salutogenesemodell wird aufgezeigt, das die Lebenserfahrung das Kohärenzgefühl formt. Das heißt, dass ein ausgeprägtes Kohärenzgefühl die Lebenserfahrung des Einzelnen voraussetzt, die möglichst konsistent sein sollte, um eine wirksame Einflussnahme jedes Einzelnen zu erlauben und sie dazu weder zu über- noch unterfordern. Im Mittelpunkt seines Modells steht die körperliche Gesundheit, die es zu fördern gilt. Zielmerkmale einer Gesundheitsförderung sind die Gesundheit, das Wohlbefinden und die Lebensqualität eines jeden. Als Grundlage für die Gesundheitsförderung sind die Theorien der Salutogenese wichtig, weil Formulierungen den erläuterten Merkmalen von der Seite der Gesundheitsressourcen aus erfolgt. Dabei ist der zentrale Begriff des salutogenetischen Ansatzes von Antonovsky das Kohärenzgefühl.

Ein stark ausgeprägtes Kohärenzgefühl kann dazu führen, dass Menschen flexibel auf verschiedene Anforderungen reagieren können. Es kann die verschiedensten Systeme des menschlichen Organismus (z.B. Zentralnervensystem, Immunsystem, Hormonsystem) direkt beeinflussen und mobilisiert die vorhandenen Ressourcen. Menschen mit einem ausgeprägten Kohärenzgefuhl sind eher in der Lage, sich gezielt für gesundheitsförderliche Verhaltensweisen zu entscheiden und gesundheitsgefährdende Verhaltensweisen zu vermeiden Die Hauptkritikpunkte des Salutogenesemodells sind die Konzentrationen auf kognitive und subjektive Dimensionen (Kohärenzgefuhl) als entscheidende Größe, der geringere Stellenwert psychischer Gesundheit, geringe Analyse der Wechselwirkung zwischen körperlicher und psychischer Gesundheit. Und Die ungeklärte Wechselwirkung zwischen Kohärenzgefuhl und Gesundheit bzw. Krankheit. In der Gesundheitswissenschaft wird aufgezeigt wie wichtig eine Rahmentheorie für eine Gesundheit und die Gesunderhaltung jedes Einzelnen ist.

6. Schlussfolgerung und Ausblick

Das Salutogenesekonzept kritisiert die einseitig auf Krankheit gerichtete Gesundheitsversorgung. Sie stellt zusehends die Frage, ob neben einer Pathogenese- nicht auch eine Salutogenese - Diagnostik erfolgen müsste. Es könnte kranken Menschen aufzeigen, welche gesundheitlichen Stärken sie neben ihren Symptomen besitzen, und sie zu einer Stärkung dieser Anteile ermuntern bzw. auffordern. Dabei würde den unterschiedlich betroffenen Personengruppen deutlich gemacht, dass folgende Anteile wie Widerstandsfaktoren und Ressourcen auch für die laufende oder bevorstehende Therapie der vorhandenen Symptome und Krankheiten von hohem Wert sind. Die Salutogenese erfüllt den Wunsch und Bedarf nach einer umfassenden, übergreifenden und allgemeinen Theorie der Gesundheit und ist z.B. mit dem biopsychosozialen Modell von Gesundheit und Krankheit vereinbar. Dieses Modell bleibt überwiegend pathogenetisch orientiert, während dagegen das Salutogenesemodell radikaler und konsequenter eine betont gesundheitsorientierte Perspektive einnimmt. Salutogenese kann als wesentliche Ergänzung und Hinweis verstanden werden, sich nicht einseitig und ausschließlich auf die Risikofaktoren zu konzentrieren. Durch die Betonung des Kontinuums liefert die Salutogenese einen Beitrag zur Diskussion des Gesundheits- und Krankheitsbegriffs in der Gesundheitswissenschaft. Gesundheit und Krankheit bilden die Pole eines Kontinuums. In den salutogenetischen Prinzipien kann eine Gefahr liegen, die nicht unterschätzt werden darf. Damit sind Rahmenbedingungen unseres Gesundheitssystems, Erwartungen und Bedürfnisse der Bevölkerung gemeint, die überwiegend pathogenetisch sozialisiert ist; und sich häufig eine Verringerung der Beschwerden sowie eine Besserung der Symptome wünschen. Sie sind stattdessen nicht primär an den Angeboten zum Kompetenzerwerb und Stärkung des Kohärenzgefühls interessiert. Zudem stellt sich die Frage des Anspruchs auf diese Leistungen und deren Finanzierbarkeit. Hier sind meiner Meinung nach strukturelle und gesellschaftliche Veränderungen bzw. ein Umdenken in der Bevölkerung gefordert, da die individuellen Maßnahmen dem Salutogenesekonzept zurzeit noch nicht gerecht werden. Salutogenese weist auf positive Aspekte und Erleben, auf Abwendung
von Krankheit hin und ist vereinbar mit vielen selbst gesteckten Zielen. Diejenigen, die im Gesundheitssystem arbeiten, mangelt es an intensiven Kenntnissen

über die Salutogenese. Sie haben unrealistische Erwartungen an das Konzept. Aus diesem Grund benötigen sie weitere Informationen und Schulungen. In der Prävention und Gesundheitsförderung wäre eine Aufarbeitung und intensive Diskussion des Modells wünschenswert. Dabei sollte ein Austausch über die Umsetzbarkeit dieses Salutogenesemodells in die Praxis angeregt werden.

7. Literaturverzeichnis

Buchbeiträge

ANTONOVSKY, A: Salutogenese. Zur Entmystifizierung der Gesundheit. Deutsche Ausgabe von Franke, A, dgvt, Tübingen 1997

BRODTMANN, Dieter (1999), Gesund sein und gesund bleiben, Hannover

BZgA: Was hält Menschen gesund? Band 6, Forschung und Praxis der Gesund heitsförderung, Köln 1998

HURREIMANN K., U. Laaser (Hrsg): Handbuch Gesundheitswissenschaften (Weinheim: Juventa Verlag 1998)

KARAZMAN, Rudolf, Geißler, Heinrich, Kloimüller, Irene, Winkler, Norbert (1995), Betriebliche Gesundheitsförderung für älter werdende Arbeitnehmer, Verlag für Gesundheitsförderung, Conrad, Hamburg

PAULUS, P. 1992, S. 92, (Hrsg.) Prävention und Gesundheitsförderung

TROJAN, A., LEGEWIE, H. (1999): Stärkung gesundheitsförderlicher Lebens bedingungen. Die salutogenetische Perspektive im Politikfeld Gesundheit und Umwelt. Universitäts- Krankenhaus Eppendorf, Institut für Medizin- Soziologie/ TU Berlin, Institut für Sozialwissenschaften, Hamburg, Berlin

Zeitschriften-, Zeitungs-, und Magazinaufsätze

GRIMSHA W Mark, 2001 Aggressionen als Gefahr für die Gesundheit, bei dem Klientel und Anleitern im JAW (Jugendaufbauwerk)

SARNOW-WLASSACK, Gisela, Windebyer Weg 20, 24340 Eckernförde, e-mail: sawlas@web.de

Artikel in Sammelwerken

THIEME Georg, Thiemes Pflege, 2000, S.82, THIEME Verlag, Stuttgart

URBAN und Fischer, Pflege Heute, 2001, S.7, Urban & Fischer Verlag, München, Jena

Studienbriefe

WALLER, Heiko Prof. Dr. med. Dr. phil. Gesundheitswissenschaft 1, Einführung

   und Gesundheitskonzepte im Überblick, Grundlagen des Salutogeneti

   schen Modells, S. 21 - 22, (Studienbrief der Fern - Fachhochschule

Hamburg 2001)

Internet

*Quellen **mit** eindeutigem Verfasser! Herausgeber:*

SCHUMACHER Jörg: URL: (http://www.uni-leipzig.de/~gespsych/material/

   soc_Lexikon. Pdf 30.01.2003, S. 3)

*Quellen **ohne** eindeutigen Verfasser/ Herausgeber:*

URL: (http://www.hauss.de/~upload/pageslNeue_Seite 3522 12_12.asp,1

   07.01.02)

URL: http://www.gesundheit.steiermark.at/vorsorge/gfl.htm 25.01.2003

URL: (http://www.fachklinik-furth.de/vieh-haus.htm 25.01.2003)

URL: (www.rattenseite.de/aaron antonovsky. html, 25.01.2003)

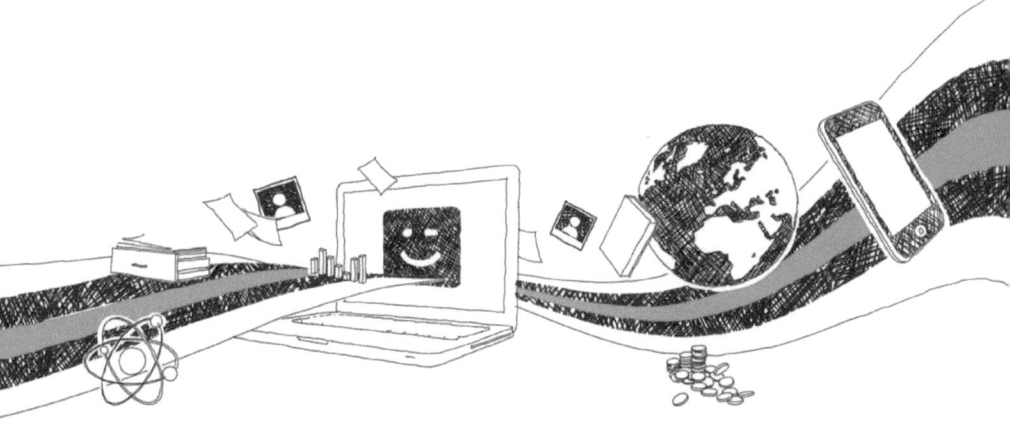
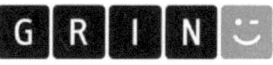